DE

L'ANESTHÉSIE MIXTE

OU DE

L'EMPLOI COMBINÉ

DE LA MORPHINE ET DU CHLOROFORME

PAR

Louis VERRIET-LITARDIÈRE
Docteur en médecine de la Faculté de Paris,

PARIS
A. PARENT IMPRIMEUR DE LA FACULTÉ DE MÉDECINE
29-31, RUE MONSIEUR-LE-PRINCE, 29-31.

1878

DE

L'ANESTHÉSIE MIXTE

OU DE

L'EMPLOI COMBINÉ

DE LA MORPHINE ET DU CHLOROFORME

PAR

Louis VERRIET-LITARDIÈRE
Docteur en médecine de la Faculté de Paris,

PARIS
A. PARENT IMPRIMEUR DE LA FACULTÉ DE MÉDECINE
29-31, RUE MONSIEUR-LE-PRINCE, 29-31.

1878

DE

L'ANESTHÉSIE MIXTE

OU DE

L'EMPLOI COMBINÉ

DE LA MORPHINE ET DU CHLOROFORME

AVANT-PROPOS.

Pour résoudre définitivement la question que nous nous sommes proposée, il nous faudrait un plus grand nombre de faits que ceux que nous appprtons et une autorité scientifique plus considérable.

Cependant, la question se trouvant encore à l'étude, nous avons cru devoir réunir tous les documents qui la concernaient, avec l'espoir que nous pourrons contribuer à la vulgarisation d'une méthode d'anesthésie qui nous semble appelée, vu la facilité avec laquelle on peut la produire et la faire persister, sans aucun danger pour le patient, à rendre de réels services à la médecine et à la chirurgie.

C'est en faveur de ce mode d'anesthésie ou anesthésie mixte que nous avons entrepris ce travail, pour lequel nous avons cru devoir adopter ce plan :

Première partie. — Historique de l'anesthésie ; propriétés physiologiques du chloroforme et de la morphine ; leur action synergique.

Deuxième partie. — Essais de ce genre d'anesthésie en physiologie, médecine, chirurgie et obstétrique ; expériences et observations personnelles.

Avantages et innocuité de cette méthode, comparés à la méthode ordinaire.

Troisième partie. — Conclusions.

PREMIÈRE PARTIE

HISTORIQUE.

L'anesthésie (a privatif et αισθησις, sensibilité) ou suppression de la douleur dans les opérations chirurgicales ne date, comme méthode scientifique, que d'une vingtaine d'années, époque de la découverte des vertus stupéfiantes de l'éther et du chloroforme ; mais le désir d'abolir ou d'atténuer la douleur dans les opérations chirurgicales remonte aux âges les plus reculés de la chirurgie.

Les Assyriens, dit Bénédictus, cité par Hoffmann, avaient coutume de lier les veines qui sont autour de la gorge des jeunes gens auquels on voulait enlever le prépuce, parce qu'ils perdaient ainsi le sentiment et le mouvement.

Cette opinion très-ancienne souleva au moyen âge bien des controverses. Selon toute apparence, c'était en exerçant cette compression à l'aide d'une ligature médiate qui agissait sur la totalité du cou, que les Assyriens parvenaient à rendre les enfants insensibles.

Un médecin anglais, Flemming, essaya de nos jours de faire revivre cette méthode, en déterminant l'anesthésie par la compression des carotides, mais les expérimentateurs trouvèrent des faits si contradictoires que les effets signalés par Flemming auraient besoin d'être étudiés ou confirmés par de nouvelles recherches.

Les Grecs et les Romains cherchèrent aussi le meilleur moyen de supprimer la douleur. Dioscoride et Pline parlent d'une pierre de Memphis, qui, broyée et délayée dans du vinaigre, avait la propriété de rendre insensibles les parties qui devaient être coupées ou divisées.

D'après M. Littré, cette pierre ne devait être autre chose qu'une espèce de marbre ou carbonate de chaux, portant le nom du lieu où on le trouvait. Cette version acceptée, tout s'explique par le dégagement abondant d'acide carbonique qui devait avoir lieu et dont les propriétés anesthésiques l'ont fait proposer comme propre à obtenir l'insensibilité locale.

Faure, dans son mémoire sur l'asphyxie, a signalé toutes les propriétés de l'acide carbonique. Après la pierre de Memphis, Dioscoride signale la mandragore comme agent somnifère et anesthésique.

Quelques siècles plus tard, Théodoric, chirurgien remarquable de l'école de Bologne, se sert d'une recette assez complexe qu'il tenait de Hugues de Lucques, son maître, et composée d'opium, de sucs de morelle, de jusquiame, de mandragore, de lierre, de ciguë et de laitue.

Ce qui frappe le plus dans la recette de Théodoric, c'est qu'il procédait par inhalations en plongeant une éponge dans les sucs précédents, la laissant sécher, la mettant dans l'eau chaude et la faisant respirer au malade jusqu'à production de sommeil.

Chose aussi remarquable, il conseille, dans les cas de narcotisme prolongé, d'appliquer une éponge baignée de vinaigre sous les narines et de mettre dans les narines ou dans l'oreille du *succum retæ ou seni.*

Quelques siècles plus tard, la mandragore avait encore une certaine réputation, si l'on en croit Bodin, le célèbre auteur de *Démonomanie;* elle servait chez les Turcs à favoriser la pratique de la castration.

Il faut arriver jusqu'en 1781, pour voir les moyens, destinés à supprimer, la douleur sortir de l'empirisme à la suite de la dissertation de Sassart « *sur les moyens de calmer la douleur, Journal de physique*, 1781, » qui recommande l'usage des préparations narcotiques avant les opérations, moins dans le but d'abolir la douleur physique que de modérer l'ébranlement nerveux, conséquence habituelle des grandes opérations.

Beaucoup plus tard, Hermann Demme, professeur à l'hôpital de Berne, pratiquait une désarticulation coxo-fémorale, chez une femme endormie à l'aide de l'opium et qui ne poussa qu'un seul cri pendant toute l'opération.

Dans un chapitre curieux du livre de Jean-Baptiste Pesta sur « *la magie naturelle* », se trouve décrit le mode de conservation et d'administration d'une drogue somnifère volatile : « *Ces substances étaient converties en essence; celle-ci doit être renfermée hermétiquement dans des vases de plomb pour que la partie subtile ne s'échappe point; car, sans cette précaution, le remède perdrait sa vertu! Au moment de s'en servir, on ôte le couvercle et l'on porte immédiatement le vase aux narines de la personne; elle aspire lapartie la plus subtile de l'essence et, par ce moyen, ses sens seront enfermés comme dans une citadelle. Après ce sommeil, la personne n'éprouve aucune pesanteur de tête et n'a aucune connaissance de ce qui lui est arrivé.* »

Cette lecture nous fait croire que le chloroforme et l'éther étaient déjà trouvés et leurs propriétés stupéfiantes connues seulement de quelques initiés. La formule d'une préparation trouvée dans un petit opuscule d'Albert le Grand rend la chose très-vraisemblable. Pour obtenir l'*aqua ardens*, il recommande de distiller dans un alambic un mélange de vin foncé en couleur, de chaux vive, de sel commun, de tartre et de figues vertes. N'est-ce pas là un moyen d'obtenir de l'alcool très-concentré et capable, à une certaine température, de provoquer l'anesthésie par odoration?

Les Chinois paraissent avoir connu depuis longtemps l'anesthésie, car d'après une communication de M. Stanislas Julien, de l'Institut, ils employaient efficacement dans ce but une plante de la famille des *urticées*.

On voit par ce qui précède que la prophylaxie de la douleur a été l'objet de nombreuses tentatives; mais le nombre de moyens employés, puis abandonnés tour à tour, témoigne assez de leur impuissance.

Cependant, il est juste de dire que les uns ont été justement et depuis longtemps oubliés; que les autres, au contraire, réfrigération, compression, peuvent offrir, dans certains cas, de précieuses ressources.

La découverte des propriétés stupéfiantes de l'éther vint tout à coup servir de base à une méthode générale d'anesthésie, c'est-à-dire, à la méthode par inhalations; car l'éther, comme le chloroforme, appartient à cette classe de modificateurs énergiques qui, pénétrant dans l'organisme sous forme de vapeurs subtiles, ne font que traverser l'économie, en exerçant une action vive, prompte, mais éphémère comme leur séjour; qui, enfin, possédant en eux tout ce qu'il faut pour procurer une insensibilité profonde, trouvent dans leur état physique gaz ou vapeurs, peu ou point solubles dans le sang, les conditions d'une élimination incessante assez active pour détruire leurs effets au fur et à mesure qu'ils se produisent.

Le 30 mars et le 3 juillet 1842, le Dr C. Long, d'Athènes, d'après Jakson lui-même, eut l'honneur d'une première expérimentation publique et authentique sur l'éthérisation mais ces premiers essais n'avaient aucun retentissement.

Il était réservé aux américains Jakson et Morton de vulgariser l'éthérisation, dont Malgaigne, le premier en France, promulgua et vérifia les merveilles, le 12 janvier 1847. Sa propagation en Europe fut une marche triomphale.

Quelques mois après la vulgarisation de la découverte américaine, Flourens signala à l'Académie des sciences les propriétés du chloroforme, et il ajouta que les animaux étaient si anesthésiés qu'il lui fut possible de constater sur la moelle mise à nu la perte de son pouvoir excito-moteur.

Le Dr Simpson eut le mérite de transporter le premier dans la pratique chirurgicale ce nouvel agent anesthésique dont il annonça la supériorité dans un remarquable mémoire, lu le 10 novembre 1847, devant la Société médico-chirurgicale d'Edimbourg.

L'enthousiasme pour le chloroforme ne tarda pas à être troublé par un certain nombre de morts subites, dans les conditions de la plus scrupuleuse réserve.

L'Académie et les autres Sociétés savantes mirent d'urgence à l'ordre des discussions sur les dangers inhérents à l'administration du chloroforme. On reconnut que, presque toujours, la mort avait été le résultat d'une syncope accidentelle, cause de danger inhérente au sujet et permanente comme lui.

En 1856, Snow proposa de substituer l'amylène au chloroforme comme agissant plus promptement, plus doucement et conduisant à l'insensibilité sans période d'excitation. Les premiers effets furent en sa faveur, mais des accidents, son prix élevé, sa mauvaise odeur le firent rejeter.

Un grand nombre d'autres anesthésiques ont été proposés sans pouvoir déposséder l'éther et surtout le chloroforme de la faveur méritée dont ils jouissent. Une des tentatives qui attira le plus l'attention du monde savant fut celle de M. Oré, de Bordeaux, qui proposa l'emploi du chloral en injection intra-veineuse. Il substituait ainsi à la méthode d'anesthésie par inhalation une nouvelle méthode, celle de l'anesthésie par injection intra-veineuse. Malgré un assez grand nombre de succès, cette méthode n'est pas encore sortie du domaine de l'expérience physiologique pour entrer dans la pratique chirurgicale, soit, parce que les chirurgiens redoutent la possibilité d'accidents graves, d'autant plus difficiles à conjurer que la dose capable de devenir toxique serait introduite d'un seul coup et produirait dès lors fatalement tous ses effets, soit qu'ils hésitent à se servir du procédé un peu brutal des injections intra-veineuses.

Il était réservé à notre grand et regretté physiologiste, Claude Bernard, de trouver une troisième méthode d'anesthésie par l'emploi de la morphine en injection intra-veineuse ou hypodermique avant ou après l'inhalation du chloroforme.

Avant de parler de ses expériences, nous allons rappeler en quelques mots les propriétés physiologiques de la morphine et du chloroforme, si bien étudiées par cet habile expérimentateur.

MORPHINE.

Propriétés chimiques. — La morphine est le principal alcaloïde de l'opium ; il cristallise en primes rhomboïdes, d'une saveur amère et d'une réaction franchement alcaline. Cette base se combine avec les acides sulfurique, acétique, chlorhydrique, pour former des sels parfaitement définis, plus solubles que la morphine elle-même.

Propriétés physiologiques. — Localement la morphine ou plutôt une de ces combinaisons salines appliquée sur une muqueuse ou sur la peau dénudée d'épiderme, agit à la manière d'un irritant et ne tarde pas à produire un engourdissement de la sensibilité.

Introduite dans l'estomac, la morphine se dissout dans les acides normaux ou accidentels, sans produire sur la muqueuse gastrique les effets irritants notés ci-dessus. Parvenue dans le torrent circulatoire, elle accélère le pouls, cause une sensation de plénitude dans la tête, la somnolence ou du sommeil, quelques troubles de la vision, accompagnés de mal de tête.

Ce sommeil artificiel est identique avec le sommeil naturel dans ses diverses conditions anatomiques ; c'est-à-dire, repos et hyperémie des cellules cérébrales, aussi bien que dans ses divers phénomènes : rougeur du visage, injection oculaire, dilatation des capillaires en général et, par suite, diminution de tension artérielle.

A doses élevées, la morphine donne des bourdonnements d'oreille, des troubles profonds de la vue et quelques mouvements convulsifs des membres.

A dose véritablement toxique, elle donne au visage une pâleur cadavéreuse, tandis que les troubles du système nerveux prennent la forme apoplectique ; c'est-à-dire faiblesse extrême et résolution des membres, refroidissement périphérique, pupilles punctiformes, analgésie, coma, respiration stertoreuse et, parfois, convulsions précédant la mort.

Au fond, la morphine ne possède que deux propriétés :

1° Une action irritante topique de nature chimique et d'importance minime ;

2° Une action stupéfiante et narcotique, diffusée après absorption et circulation, dont l'importance est tout.

L'état narcotique produit par la morphine se traduit, non-seulement par des troubles de motilité et de sensibilité, mais encore par des altérations humorales et nutritives; tous ces phénomènes suivent une marche graduelle et ascendante. Le trisplanchnique subit le premier l'influence de cet alcaloïde, qui ne tarde pas à envahir les centres nerveux encéphaliques; puis les nerfs de sentiment, ceux de mouvement et de la moelle sont légèrement affectés à leur tour.

Tels sont les effets directs de la morphine.

A la suite de ces modifications primordiales se montrent d'autres phénomènes qui sont les effets indirects de cet alcaloïde. Ainsi, l'asthénie du vaso-moteur se traduit par l'érétisme du réseau capillaire sanguin. Cette fluxion s'accompagne naturellement d'une exaltation calorifique, ainsi que d'un accroissement des actes physiologiques liés à l'hématose. Il survient donc, en un mot, une excitation fébrile qui caractérise le premier degré du morphinisme, qui entraîne une dénutrition très-active.

Le morphinisme ne reconnaît de véritables substances synergiques que parmi les autres principes immédiats du pavot, narcéine et codéine. Cependant le chloral en est très-voisin et le bromure de potassium s'en rapproche de près. Ses auxiliaires les plus directs sont les stimulants diffusibles, particulièrement les alcooliques, les principaux antispasmodiques, la chaleur, et, comme stupéfiants, de la sensibilité, les alcaloïdes des solanées et des renonculacées, les anesthésiques en général et spécialement le chloroforme.

CHLOROFORME.

Propriétés chimiques. — Le chloroforme (C^2HCL^3), découvert, en 1831, par Soubeiran en France et Liebig en Allemagne, est un liquide incolore, doué d'une odeur agréable et d'une saveur sucrée.

Nous ne décrirons pas son sujet classique de préparation, ni ses propriétés chimiques. La pureté du chloroforme est une condition importante dans son emploi comme anesthésique; il ne doit pas être acide, il ne doit avoir aucune action décolorante sur la teinture de tournesol. Agité avec de l'eau, il doit rester transparent; il ne doit pas précipiter par le nitrate d'argent, ni se colorer en présence de l'acide sulfurique.

Sous l'influence de la lumière solaire, il subit une altération profonde et émet des vapeurs que M. Personne a reconnu constituées par du gaz chloroxycarbonique que ce chimiste détruit en mettant le chloroforme en contact avec une solution de soude caustique, avant de le rectifier.

Propriétés physiologiques. — Appliqué sur la peau sous forme de liquide, même à l'état pur, il détermine rapidement une sensation de chaleur, accompagnée d'une vive rougeur, pouvant aller jusqu'à la vésication, si l'action se prolonge.

Parvenu dans le sang, après absorption par la muqueuse digestive, il donne lieu à des phénomènes sympathiques d'excitation généralisée, semblables à ceux de l'éther et de l'alcool; c'est-à-dire qu'il ranime instantanément la circulation et les forces.

Aspiré par les voies aériennes, il provoque un peu de révolte dans les organes qu'il touche et qu'il irrite momentanément, quoique pur. Dès la seconde ou troisième aspiration, une sensation de chaleur et de stimulation irradie de la poitrine vers les extrémités, bientôt suivie de bourdonnements et de sifflements d'oreille, avec exhilaration, délire bruyant et gesticulatoire, pertes du mouvement et du sentiment, ainsi que de la conscience, le tout aboutissant à un sommeil plus ou moins profond, exempt de rêve et pouvant se transformer en coma. La respiration et la circulation, d'abord accélérées, se ralentissent à mesure que l'anesthésie se prononce. 4 à 8 grammes de chloroforme et trois ou quatre minutes d'inhalation suffisent, d'ordinaire, pour amener l'anesthésie chirurgicale.

Si l'on cherche à pénétrer le mode d'action du chloroforme sur le sang, on constate, au début, une accélération de la respiration et du pouls, une légère élévation de température et une supersécrétion hépatique signalée par Cl. Bernard avec accroissement de la proportion d'acide carbonique exhalé; mais bientôt on observe l'inverse, et l'acide carbonique ne se montre plus qu'à l'état de vestige dans l'air expiré; alors la température s'abaisse, le visage pâlit, la respiration et le pouls se ralentissent et une sueur froide couvre le corps.

De toutes les théories émises pour expliquer l'anesthésie chloroformique, il n'en est qu'une seule vraiment plausible, c'est celle de l'imprégnation des éléments histologiques du système nerveux, avec modifications fonctionnelles consécutives (Gubler).

Le chloroforme se dissolvant dans les globules paraît, après avoir expulsé l'acide carbonique, empêcher partiellement l'oxygénation et par suite la combustion respiratoire.

Quand l'anesthésie est poussée trop loin, il en résulte pour le système nerveux, avec une altération moléculaire de structure, la suspension brusque et instantanée des grandes fonctions indispensables à la vie. C'est donc une véritable sidération, dont Richardson a cherché à pénétrer le mécanisme et dont il a donné une série d'explications.

Il distingue : 1° l'*apnée syncopale* ou spasme respiratoire avec suspension des mouvements du cœur due à la stimulation du pneumo-gastrique.

2° La *syncope épileptiforme* ou spasme artériel généralisé par galvanisation du sympathique avec ischémie cérébrale.

3° La *paralysie du cœur* en rapport avec la pénétration de doses massives de chloroforme.

4° Le *choc* ou violent ébranlement occasionné par la douleur perçue dans toute son intensité.

Au mécanisme de Richardson, M. Gubler propose d'ajouter la paralysie précoce du bulbe.

Quand la mort survient, on trouve les cavités droites du cœur et les grosses veines distendues ; mais les cavités gauches sont presque vides et la plupart des organes dépourvus de congestion. Le foie seul est quelquefois hyperémié.

Quoiqu'un médecin américain ait vu dans le cours d'une trépanation les méninges pâles et le cerveau affaissé, on aurait tort d'en conclure à l'existence de l'anémie cérébrale pendant le sommeil, alors que tout concourt à en prouver l'hyperémie.

Parmi les substances synergiques et auxiliaires du chloroforme, on trouve, au point de vue de la production de l'anesthésie, la glace et les mélanges réfrigérants, les courants électriques (Gubler) et surtout l'opium, conseillé par Cl. Bernard, pour maintenir longtemps sans danger la stupeur due à la chloroformisation.

DEUXIÈME PARTIE

En 1864, M. Cl. Bernard faisait des expériences sur les propriétés des alcaloïdes de l'opium. Un chien qui avait subi l'action du chloroforme, revenant à lui, on lui injecta 0,05 centigrammes de chlorhydrate de morphine. L'animal tomba en narcotisation, puisqu'on lui avait donné la dose nécessaire de morphine pour obtenir cet effet ; mais, chose curieuse, l'insensibilité chloroformique se manifesta de nouveau après avoir disparu, n'ayant pas donné de nouvelle dose de chloroforme qui pût expliquer ce retour de l'anesthésie.

La même semaine, M. Nusbaüm, de Munich (1), a été conduit fortuitement à faire la même expérience. Ce chirurgien extirpait une tumeur du cou chez une femme. L'anesthésie chloroformique avait été maintenue pendant une heure environ sans que l'opération fût terminée. N'osant pas prolonger plus longtemps l'action du chloroforme, dans la crainte de provoquer un accident mortel, M. Nusbaüm eut l'idée de lui substituer la morphine. Mais, au lieu d'obtenir simplement les effets de la morphine, il vit l'anesthésie chloroformique ne pas se dissiper et persister pendant fort longtemps encore.

(1) Nussbaüm. Prolongation de l'anesthésie chloroformique pendant plusieurs heures. Aerzte et Gaz. méd. de Strasbourg.

Ces expériences furent ensuite répétées sur les hommes et sur les animaux (1).

Deux chiens ont été soumis aux expériences.

Pour le premier chien, le chloroforme seul, dix-neuf minutes d'insensibilité ; avec le chloroforme et une injection de 0,02 centigrammes environ de chlorhydrate de morphine, trente-six minutes d'insensibilité.

Pour le deuxième animal, avec le chloroforme seul, insensibilité d'environ trente minutes ; avec le chloroforme et une injection de 0,05 centigr. de chlorhydrate de morphine, insensibilité absolue pendant une heure 27 minutes; enfin avec le chloroforme et une injection de 65 milligrammes, cinq heures quarante-quatre minutes d'insensibilité absolue.

Si on renverse l'expérience précédente, c'est-à-dire si on donne du chloroforme à un animal déjà placé sous l'influence de la morphine, l'opération ne sera plus la même, mais il se manifestera d'autres faits très-intéressants.

Si l'on injecte de la morphine à un chien, il présente l'état ordinaire que provoque l'influence de cet alcaloïde à son début ; sa sensibilité ou plutôt son excitabilité est fort exagérée. On lui fait inhaler du chloroforme à dose beaucoup plus faible que celle qui serait nécessaire pour l'anesthésier à l'état normal et, quoique cette sensibilité soit plus grande qu'à l'état normal, elle disparaît fort rapidement : l'animal se trouve à la fois soumis à l'action de la morphine et au chloroforme. Il suffit d'entretenir l'inhalation chloroformique à une très-faible dose pour que l'animal reste sous cette double influence de la manière la plus complète.

(1) Rabot. Rapport à la Société de médecine de Versailles. (Bulletin de thérapeutique, 1864, t. LXVI, p. 233.)

Ces résultats permettent de supprimer tout à fait une des grandes difficultés de la physiologie, lorsqu'elle opère sur des êtres vivants : on a ainsi le moyen de les rendre inertes, sans que les phénomènes de la vie cessent pour cela.

Lorsqu'on commence par le chloroforme, l'insensibilité produite se prolonge fort longtemps par suite de l'influence de la morphine, tandis qu'en donnant d'abord la morphine, à peine l'inhalation du chloroforme est-elle interrompue que la sensibilité reparaît très-vite. On a ainsi le moyen de supprimer et de rétablir alternativement la sensibilité d'une manière très-rapide, ce qui est très-important dans certains cas.

Comme dans les expériences que nous rapportons, l'administration du chloroforme a été précédée ou suivie de l'injection de morphine et que les résultats obtenus ont été différents au point de vue de l'anesthésie, nous diviserons nos observations en deux catégories : inhalations de chloroforme suivies d'injections de morphine, et inversement injection de morphine suivie d'inhalations de chloroforme.

Nous empruntons à M. Cl. Bernard les quatre observations suivantes :

Expérience I. — Un chien de petite taille est chloroformisé et, au moment où arrive l'insensibilité de la cornée, on injecte dans la jugulaire 1 cc. de la solution saturée de chlorhydrate de morphine (5 centigrammes). Il n'y a pas d'agitation ni de rougeur de la peau. L'insensibilité est profonde, complète et menaçante pour la vie. On enléve la muselière chloroformique et la sensibilité revient bientôt; puis de nouveau et à plusieurs reprises, on réapplique la muselière contenant très-peu de chloroforme, car il n'en avait pas été ajouté depuis le commencement de l'expérience; chaque fois on observe que l'insensibilité est produite très-facilement et après quelques inspirations à travers la muselière.

Exp. II. — Sur deux lapins, on injecte 2 ou 3 cc. environ de la solution normale de morphine (10 ou 15 centigrammes). Les animaux restent calmes ; mais si on les couche sur le dos ils s'agitent et ne restent pas dans cette position. Les lapins étant ainsi sous l'influence très-peu marquée de l'opium sont soumis l'un à l'action de l'éther, l'autre à l'action du chloroforme. Tous deux s'agitent quand on applique ces anesthésiques ; ils deviennent tous deux insensibles, mais le lapin traité par le chloroforme meurt, tandis que le lapin traité par l'éther revient de l'anesthésie qu'on a produite.

Exp. III. — Sur un chien de moyenne taille ayant déjà subi plusieurs injections de morphine, on injecte dans la veine jugulaire 15 cc. de la solution saturée de chlorhydrate de morphine (0,75 centigrammes). Il y a cris, agitation, puis l'animal étant détaché, il s'éloigne, se couche, et reste comme stupéfié dans un coin. Une heure après, l'animal étant placé sur le dos dans la gouttière à contention ne veut pas s'y tenir et saute au bas de la table.

Deux jours après, on injecte dans la trachée du chien 2 cc. de la même solution (0 gr. 10) pour voir si la morphine ainsi administrée aura une action locale particulière et produira un sommeil plus marqué que lorsqu'elle est introduite dans les veines. On n'obtient cette fois encore qu'un narcotisme peu prononcé, ce qui tenait indubitablement à ce que l'animal était accoutumé à la morphine. On chloroformise ensuite l'animal pour voir si sa résistance à la morphine modifiera les effets de l'anesthésie. Il n'en est rien : l'animal se chloroformise très-bien et peut-être encore plus vite qu'à l'ordinaire, car on poussa l'effet trop loin et l'animal mourut par le chloroforme. On éloigna aussitôt la muselière à chloroforme ; le cœur battait toujours, mais faiblement et irrégulièrement, puis le pouls devint imperceptible. On voit par cette expérience que si le chloroforme agit à plus faible dose après en le combinant à la morphine, il n'en peut pas moins devenir mortel si l'on n'agit avec précautions suffisantes.

Exp. IV. — On chloroformise un chien et on injecte sous la peau 1 cc. de la solution normale de la solution de morphine (0 gr. 05). La muselière à chloroforme ayant été retirée, la sensibilité revient à peu près aussi vite que si l'on n'avait pas fait d'injection de morphine. Mais, trois quarts d'heure après, on chloroformise de nouveau l'animal et l'on injecte en même temps 1 cc. de la solution de morphine. On ôte la muselière, l'animal étant insensible. Il continue cette fois, à cause d'une saturation plus grande, à être insensible pendant un temps relativement considérable (20 minutes environ). Cependant, il n'y a pas insensibilité complète ; si l'on pince l'animal à plusieurs reprises, il finit par crier. La brûlure aux aines, au museau ne lui est pas sensible, mais le chatouillement des flancs produit des mouvements réflexes dans les membres postérieurs. L'animal est dans un relâchement complet des mâchoires ; le fond de la gueule est insensible.

On voit par ces exemples que les conditions de l'anesthésie mixte peuvent être aussi variées que celles de l'anessie ordinaire, quand on ne les fixe pas par un procédé bien exact dans des circonstances physiologiques bien déterminées. Pour avoir une anesthésie prolongée sans danger, il faut faire que la quantité de l'anesthésique reste fixe dans le sang.

Les effets du chloroforme, surajoutés à ceux de la morphine, peuvent rendre des services en chirurgie, surtout en donnant d'abord de la morphine en injection sous-cutanée ou autrement, puis en administrant du chloroforme qui agit alors en quantité beaucoup plus faible. On obtient ainsi l'anesthésie sans avoir à traverser une période d'agitation aussi intense et surtout sans courir les risques d'accidents que peuvent produire les doses élevées et répétées du chloroforme.

En présence des résultats remarquables obtenus par M. Cl. Bernard, un certain nombre de chirurgiens, désireux d'éviter les dangers inhérents aux inhalations prolongées de chloroforme, transportèrent dans la pratique chirurgicale cette anesthésie mixte connue seulement des physiologistes.

MM. Labbé et Goujon ont publié le 26 février 1872 (1) le

(1) MM. Labbé et Goujon. Comptes-rendus de l'Acad. des sciences, 26 fév. 1872.

résultat de leurs expériences. Nous croyons utile de rapporter leurs observations consignées dans les Comptes-rendus de l'Académie des sciences.

Le 27 janvier 1872, M. Labbé, dans son service de la Pitié, pratique sur un homme jeune encore une amputation sous-malléolaire; vingt-cinq minutes avant l'opération, on a injecté chez ce malade, à la partie interne d'une cuisse, 0 gr. 02 de chlorhydrate de morphine. On donne alors le chloroforme, et il se manifeste une légère excitation; au bout de sept minutes l'anesthésie est complète et se prolonge encore longtemps après l'opération qui a duré dix-sept minutes. La quantité de chloroforme dépensée est de 28 grammes. Ce malade, bien que la sensibilité ne soit pas encore revenue, répond parfaitement à toutes les questions qu'on lui fait et il est très-éveillé.

Le même jour MM. Labbé et Goujon agissent de même chez un autre malade qui doit subir une opération assez longue. Application de chloroforme vingt-cinq minutes environ après l'injection de morphine : l'anesthésie est complète après six minutes d'inhalation. L'opération a duré trente-deux minutes et il a été dépensé 25 grammes de chloroforme. Ce malade a une période d'excitation assez longue, puis il est tombé dans la résolution complète et n'a rien senti pendant toute la durée de son opération.

Mardi, 30 janvier. Ils donnèrent du chloroforme à un malade qui doit subir une opération de fistule à l'anus. On lui avait fait une injection de chlorhydrate de morphine un quart d'heure avant l'opération. Période d'excitation de cinq minutes, puis anesthésie complète. La quantité de chloroforme employée a été de 18 grammes.

Quatrième malade. Injection de 0 gr. 02 de chlorhydrate de morphine à une jeune fille de 20 ans qui doit subir l'opération de l'ovariotomie. Le chloroforme est donné vingt minutes après l'injection. Une légère période d'excitation se manifeste et l'anesthésie est complète au bout de six minutes. L'opération a duré une heure quarante-cinq minutes et la dépense de chloroforme pour produire l'anesthésie pendant tout ce temps a été de 48 grammes.

Pendant tout ce temps la malade a été dans un état complet de résolution et elle s'est réveillée très-calme après l'opération, disant qu'elle n'avait rien senti et ne sentait encore aucune douleur.

Ces résultats leur permettent d'affirmer :

1° Que l'on peut obtenir chez l'homme, comme l'a montré M. Cl. Bernard pour les animaux, l'anesthésie bien plus rapidement en combinant l'action du chloroforme et de la morphine ;

2° Que cette anesthésie est de plus longue durée et peut se prolonger très-longtemps avec de faibles doses de chloroforme, et que, par ce fait, les risques d'accidents mortels peuvent se trouver considérablement diminués.

Ils croient également que l'on pourrait, sans inconvénient, élever un peu la dose de chlorhydrate de morphine dans l'injection préalable, et qu'il y aurait peut-être avantage à pratiquer l'injection un peu plus longtemps avant l'opération qu'ils ne l'ont fait. Ils ont cru remarquer que tout n'avait pas été absorbé au point où avait été pratiquée l'injection, au moment de l'opération.

Quelques mois plus tard, M. Grosjean, médecin aide-major, appliqua aussi sur l'homme, avec le même succès, cette méthode d'anesthésie, et nous rapportons quelques-unes de ses observations :

Observation I. — Vollenveler, cavalier au 6e lanciers, est soumis le 7 mars à la chloroformisation après une injection de 0 gr. 006 de chlorhydrate de morphine. Injection faite à 8 h. 35 m. Chloroformisation commencée à 9 h. 15 m. Cet homme, très-excitable et sachant par expérience les effets du chloroforme (il avait été anesthésié au mois d'octobre 1869), se refuse à l'anesthésie et se débat fortement. On parvient à lui faire inspirer un peu de chloroforme, et après quelques inspirations, résolution musculaire complète.

Aux premières inspirations, le pouls devient dur, puis se ralentit ; il devient ensuite fréquent, puis se ralentit de nouveau.

Le réveil se fit aussitôt que l'on eut cessé les inhalations et le malade recouvra de suite toute sa connaissance. Point de vomissements, ni de nausées ; 41 grammes de chloroforme ont été employés.

Obs. II. — Le nommé X..., caporal au 18e de ligne, atteint d'un rétrécissement de l'urèthre, a été opéré le 7 mars 1870 par l'uréthrotomie interne.

Le matin, à 8 h. 15 m., on pratique l'injection de 0 gr. 0,005 de chlorhydrate de morphine. A 9 h. le malade sent un peu d'assoupissement. Après les premières inhalations de chloroforme administré sur une compresse, le pouls se ralentit, mais resta dur. Il entend de forts battements dans la tête, qu'il traduit d'une manière vulgaire en criant : « Les cloches, les cloches. » La résolution musculaire suit presque instantanément cette courte période d'excitation. En même temps, le pouls est devenu fréquent, mou et petit. Aucun symptôme d'excitation ne reparaît et l'on ne constate qu'un léger soupir au moment de la section du canal. Aucun spasme de la glotte et pas de mouvements des muscles de la face. L'opération est terminée à 9 h. 47 m. On a usé 40 grammes de chloroforme et il en reste sur la compresse qui en est imbibée. Dès que l'on cesse l'anesthésie, la cornée devient sensible; les muscles de l'œil, en résolution complète auparavant, commencent à se contracter d'une manière irrégulière. L'intelligence revient bientôt et le malade se réveille, mais sans somnolence. X... ne se souvient de rien, cause un peu sans éprouver de nausées. Dans la journée il n'y a point de malaise, point de céphalalgie. L'appétit n'a pas été troublé et le malade regrette seulement son repas du matin.

Obs. III. — Résection scapulo-humérale chez un homme de 22 ans, de constitution robuste, atteint de carcinome de la tête humérale gauche. Injection à 8 h. 17 m. de 0 gr. 009 de chlorhydrate de morphine ; la chloroformisation est commencée à 9 h. 10 m.; le malade se plaint de l'odeur de l'anesthésique ; à 9 h. 14 m. il ne refuse plus le chloroforme, respire bien et se plaint d'entendre les cloches ; période d'excitation peu marquée, mais paroles précipitées et incohérentes ; à 9 h. 16 m. il est en résolution ; l'insensibilité est complète; on procède à l'opération. Dans le courant de l'opération, des mucosités embarrassant les voies respiratoires, le malade étant atteint de bronchite, à trois reprises différentes, je fus forcé d'en exciter l'expulsion en introduisant l'index dans la gorge : point de spasme du larynx. La cloroformisation a cessé à 9 h. 45 m. Le réveil ne fut complet qu'à 9 h. 50 m. Le malade est ahuri, mais reconnaît les personnes qui l'entourent ; très-pusillanime, il ne veut pas manger de la journée, quoiqu'il n'ait ni céphalalgie ni nausée ; 45 grammes de chloroforme ont été usés.

Obs. IV. — Le 8 avril 1870, on procède à l'extraction d'un séquestre du maxillaire inférieur chez un homme de 24 ans, d'une très-forte constitution, d'un tempérament nerveux.

A 7 h. du matin, on fait une injection de 0 gr. 005 de morphine. On commence la chloroformisation à 8 h. 36 m.; à 8 h. 39 m., faible excitation qui va en augmentant jusqu'à 8 h. 40 m.; à 8 h. 41 m., résolution et insensibilité complètes; à 8 h. 48 m. on cesse de donner le chloroforme. Le malade se réveille à 8 h. 50 m.

40 grammes de chloroforme ont été usés.

Obs. V. — Rhinoplastie chez un jeune garçon de 15 ans, pratiquée le 27 mai 1870, par M. le professeur Rigaud.

Injection de 0 gr. 005 de chlorhydrate de morphine dans le tissu cellulaire de l'avant-bras à 7 h. 56 m.; chloroformisation à 7 h. 57 m.; à 7 h. 58 m., légère excitation, caractérisée par des paroles et des chants; 7 h. 59 m., insensibilité et résolution musculaire complètes; à 8 h. 1 m. on commence l'opération.

A partir de ce moment on est obligé de cesser de faire inhaler le chloroforme, parce que, d'une part, la compresse gênerait l'opérateur et, d'autre part, il faut laisser le petit malade éveillé pour qu'il puisse rejeter le sang qui, malgré les précautions prises, coule par les fosses nasales dans le pharynx et tend à fermer l'ouverture des voies respiratoires.

Voici les conclusions du Dr Grosjean :

1° Les doses de solution de morphine que l'on injecte n'ont pas besoin d'être fort élevées pour être efficaces; mais il faut alors que les injections soient faites au moins quarante-cinq minutes avant l'opération.

2° Si une opération est décidée et doit être pratiquée sur-le-champ, une injection de morphine augmentera la période d'excitation, et si la dose injectée est assez élevée, des accidents d'asphyxie pourront se présenter. Néanmoins cette excitation sera courte, la résolution rapide, et le réveil pourra se faire complètement en un temps très-court.

3° L'association de la morphine au chloroforme est utile dans les opérations de longue haleine ou dans les cas où l'anesthésie prolongée est nécessaire.

4° Elle est contre-indiquée dans les opérations chirurgicales où le blessé doit aider le chirurgien; surtout dans les opérations de la face, où l'opéré doit veiller à ce que du sang ne s'introduise pas dans les voies aériennes.

5° A la suite des opérations pratiquées, l'anesthésie étant obtenue par cette combinaison, on remarque moins de malaises et l'on obtient un repos avantageux pour les résultats opératoires et qui peut empêcher bien des accidents consécutifs aux traumatismes chirurgicaux.

En examinant avec soin les observations du Dr Grosjean, nous remarquons que les résultats obtenus par lui ont été un peu différents de ceux des autres observateurs. Cette différence nous semble due à la faible quantité de morphine employée avant l'inhalation du chloroforme. MM. Labbé et Goujon ont employé 0 gr. 02 centigrammes de chlorhydrate de morphine, tandis que M. Grosjean n'a jamais dépassé la dose de 0 gr. 01 centigramme.

A la même époque, M. Guibert, de Saint-Brieuc (1), publiait dans les Comptes-rendus de l'Académie des Sciences le résultat d'expériences faites dans sa pratique médicale.

Il a obtenu deux états bien distincts, qui ne sont que deux degrés d'action du chloroforme chez le sujet préalablement soumis à l'influence de la morphine :

1 L'analgésie ; 2° l'anesthésie.

1° *Analgésie.* — Le sujet ayant subi une injection hypodermique de 1 à 2 centigrammes de chlorhydrate de morphine, le premier effet des inhalations de chloroforme, employé suivant la méthode ordinaire, est de produire un état d'analgésie avec conservation de l'intelligence, des sens et du mouvement volontaire. Cet état suffit dans la pratique des accouchements et des opérations de petite

(1) M. Guibert, de St-Brieuc. Comptes-rendus de l'Acad. des sciences, 18 mars 1872,

chirurgie pour émousser très-notablement la sensibilité à la douleur.

2° *Anesthésie.* — Quand on prolonge suffisamment et sans interruption les inhalations du chloroforme, on obtient le sommeil avec anesthésie et la résolution musculaire, état si précieux pour les grandes opérations (anesthésie mixte.)

La plupart des faits qu'il a recueillis concernent le premiers de ces états, l'analgésie, état qui n'a pas encore été décrit, et n'a point été l'objet d'applications thérapeutiques. Les observations au nombre de trente, dont quinze relatives à des accouchements, paraissent démontrer que cet état d'analgésie pourra rendre de grands services dans la pratique des accouchements laborieux, dans les coliques de plomb, hépatiques et néphrétiques. La dose de morphine varie de 1 à 2 centigrammes.

Il est plus difficile de préciser la dose de chloroforme employé, à cause de l'évaporation. Ce qui prouve qu'elle est relativement faible, c'est qu'il a suffi à un malade atteint de violentes coliques de plomb pour maintenir l'état analgésique pendant plusieurs heures, de respirer le chloroforme au-dessus d'un flacon débouché et seulement par intervalles.

Dans les accouchements laborieux, l'analgésie atténue très-notablement la douleur et peut être continuée plusieurs heures sans faire courir à la mère aucun danger, sans nuire à la santé de l'enfant, sans modifier notablement les contractions régulières de l'utérus, sans prédisposer aux hémorrhagies, suites de couches.

Pour les accouchements, il procède ainsi :

Il pratique à l'avant-bras l'injection sous-cutanée d'environ 1 centigramme de chlorhydrate de morphine, au moment où la femme commence à supporter difficilement les douleurs des contractions utérines et où il voit survenir de l'irritation avec anxiété et découragement. Un quart d'heure environ après l'injection, il commence l'inhalation de chloroforme, au moment des contractions utérines. Dès que la femme a fait une dizaine d'inspirations d'air chargé de vapeurs de chloroforme, elle sent que la douleur de la contraction, au lieu d'aller en augmentant, se calme, bien que la contraction continue. Il suspend l'inhalation dès que la contraction s'arrête et il continue ainsi pendant toute la durée du travail, en ne faisant respirer le chloroforme que pendant le temps des contractions.

On voit alors succéder à l'agitation, à l'anxiété, au découragement un état de calme, de bien-être, de quiétude qui contraste avec le précédent et dont la femme vous témoigne la plus vive reconnaissance. Quand la tête est au périnée, que l'on prévoit l'arrivée prochaine des grandes douleurs, et que l'analgésie devient moins prononcée, il faut recourir à une nouvelle injection hypodermique de un demi-centigramme de morphine qui suffira, en s'ajoutant à la première dose, pour rendre supportables les atroces douleurs du passage de la tête.

Il a recueilli une observation de version pelvienne, pratiquée seize heures après l'écoulement des eaux et exécutée très-facilement sous l'influence de l'état analgésique, sans que la mère, qui répondait aux questions qu'on lui posait, poussât un cri. L'action combinée du chloroforme et de la morphine avait complètement dissipé la contracture ou rétraction de la matrice, qui, dans ces conditions, rend la version si difficile pour l'accoucheur et si douloureuse pour la mère.

Cet état d'analgésie peut être facilement maintenu sans

anesthésie, pourvu que les inhalations de chloroforme soient assez fréquemment interrompues.

Dans une observation d'anesthésie mixte, obtenue pour une amputation du sein, il a constaté un ralentissement considérable du pouls, qui de cent pulsations est tombé à cinquante-quatre. Sans doute, la vie de la malade n'a couru aucun danger. L'observation n'en démontre pas moins, sur la circulation, une action très remarquable contre laquelle il conviendra de se mettre en garde. Une demi-heure après la cessation de l'inhalations, le pouls était remonté lentement à quatre-vingts pulsations.

Cette chute du pouls n'est pas la seule objection qui ait été faite à ce mode d'anesthésie. M. le Dr Demarquay (1), chirurgien de la Maison municipale de santé, a publié en 1872, dans la *Gazette des hôpitaux*, des conférences sur l'association de la morphine au chloroforme. Nous donnons les objections formulées par ce chirurgien, qui a toujours constaté un abaissement de température variant de 1 à 4°:

« Devons-nous employer la morphine? Les vomisse-
« mentsla perte d'appétit, l'abrutissement que l'on voit sur-
« venir, chez les animaux et les malades sont des accidents
« qui ne sont pas sans gravité.

« Quant à son influence sur le pouls, voici les remar-
« ques que nous avons faites :

« Au début, le pouls est accéléré, mais des modifications
« profondes ne tardent pas à se manifester. Bailly a pré-
« tendu que la morphine était sans influence sur le pouls et
« la température, et qu'elle ne peut tout au plus que les mo-

(1) M. Demarquay. Conférences sur l'association de la morphine et du chloroforme et sur un nouveau mode d'administration de cet agent (Gaz. des hôpitaux, 1872, p. 809-817 et suiv.).

« difier légèrement Cette assertion nous semble due à ce « que cet auteur faisait absorber une trop petite quantité de « morphine ; dans ces cas, en effet, on peut, au lieu d'un « abaissement, observer une légère élévation.

« L'état de la température dans le sommeil obtenu par la « morphine présente des particularités intéressantes, et les « expériences tendraient à démontrer que les abaissements « de température sont très-considérables, et par conséquent « nuisibles. »

EXPÉRIENCE I. — Lapin blanc, âgé de trois mois.

Onze heures du matin. Température, 39°,3. On injecte 1/4 de grain de morphine. Onze heures et demie, 39°,1. Les pupilles se rétrécissent. Onze heures cinquante minutes, 38,9. Midi cinq minutes, 38,5. Midi vingt minutes, 38,2. Deux heures trente-cinq minutes, 37,8. Trois heures, 37,2. Six heures du soir, 39,5.

2° EXP. — 3 août 1872.

Température initiale, 39,4.

Injection de 3 centigrammes de morphine. Diarrhée, vomissements.

A neuf heures, 39°. A dix heures, 38,4. A midi, 38,3.

3° EXP. — Neuf heures du matin, injection de 3 centigrammes de morphine.

Température initiale, 39,6. A huit heures et demie, 38,9. A neuf heures, 37,3. A neuf heures et demie, 36,8. A dix heures, 36,5. A midi, 36,5.

4° EXP. — A huit heures, température, 39,8. Injection, 4 centigrammes de morphine.

Vingt minutes après, 39,2. A dix heures, 38,3. A midi, 37,8. A trois heures, 38°.

Si nous nous servons, d'un côté, chez un chien, du chloroforme seul, de l'autre, de la morphine et du chloroforme combinés, de façon à donner à ces deux animaux un sommeil d'une heure : dans le cas où le chloroforme seul a été administré, la température s'est abaissée seulement de 1° 1/2.

(50 grammes de chloroforme ont été administrés.)
Avec la morphine et le chloroforme, l'abaissement a été de 2° 1/6.
(20 grammes de chloroforme. 3 centigrammes de morphine.)

Il conclut en disant :

« L'union de la morphine et du chloroforme peut, dans quelques cas, rendre des services. Mais le plus souvent, pour des opérations chirurgicales sérieuses, elle constitue un danger dû surtout aux abaissements de température. Dans les traumatismes graves, dans les traumatismes par armes à feu, cette union doit être complètement rejetée. »

Sans vouloir critiquer les conclusions de M. Demarquay, nous croyons pouvoir dire que l'abaissement de température observé dans les quatre expériences qu'il donne paraît être dû uniquement à la quantité considérable de morphine (1/4 de grain ou 0,0125) employée pour un animal aussi petit que le lapin. Car, dans les expériences faites sur l'homme et sur les chiens par les autres expérimentateurs précités, la quantité moyenne de morphine employée n'a pas dépassé 15 milligrammes, et aucun n'a constaté l'abaissement de température signalé par M. Demarquay.

Nous ferons observer qu'en 1848 ce même chirurgien (1), en collaboration avec M. Duméril, avait déjà signalé un abaissement de température après les inhalations de chloroforme seul. Cependant, sans être aussi affirmatif que le Dr Demarquay, qui prétend que ce mode d'anesthésie appliqué à la chirurgie d'armée serait désastreux, nous croyons devoir relater la lettre adressée par le Dr F. Poncet (2), de Montpellier, à la *Gazette hebdomadaire de médecine et de chirurgie* en 1872.

(1) M. Demarquay. Arch. de méd., 1848, 4e série, t. XVI.

(2) Dr P. Poncet. Lettre adressée à la Gaz. hebdomadaire de méd. et de chir., 1872, p. 185.

« Dès le début de la guerre, notre attention avait été attirée sur les moyens de calmer la première douleur consécutive à l'opération et sur la possibilité de supprimer la période d'agitation dans le sommeil chloroformique, et dès lors le délire nerveux des opérés. Nous avons pratiqué dans ce but quelques injections hypodermiques avec le chlorhydrate de morphine. Quelquefois il nous a semblé qu'en effet l'agitation était moindre ; souvent aussi, chez nos soldats, où la quantité de chloroforme à employer est assez grande, la période d'agitation existait comme si nous n'avions rien injecté.

« Quant à la douleur consécutive à l'opération, elle devait disparaître sous l'influence du sommeil opiacé, qui se continuerait après celui du chloroforme.

« Utile en certains cas, où l'ébranlement nerveux d'une grande opération n'est pas à redouter, nous rejetons ce moyen comme dangereux pour les grands traumatismes.

« Il n'est pas complètement démontré que le chloroforme, qui abaisse la température de l'organisme, ne contribue pas après l'opération à reproduire cet état d'immobilité nerveuse que nous avons vu se terminer plusieurs fois par la mort. Dans de telles conditions, vouloir combiner l'opium et le chloroforme serait doubler le danger. »

Nous aurions désiré qu'en pareil cas, les conclusions si vagues de cette lettre fussent appuyées par quelques faits pratiques.

Sans prétendre vouloir trancher une question si difficile, nous avons joint aux observations que l'on a bien voulu nous communiquer les quelques expériences faites par nous, pour voir si les objections adressées à ce mode d'anesthésie devaient l'empêcher d'entrer définitivement dans le domaine de la pratique médicale.

Nous devons à l'obligeance de notre excellent ami le

Dr Delineau l'observation suivante, recueillie dans sa pratique médicale.

Observation I. — Le nommé T..., âgé de 25 ans, demeurant rue Sédaine, 7, était alité depuis deux jours. Il était porteur, depuis plusieurs années, d'une hernie inguinale qui s'est étranglée subitement. A son arrivée près du malade, le Dr Delineau constata dans l'aine gauche une tumeur arrondie, tuméfiée, très-rouge et d'une sensibilité telle que la pression même du doigt n'était pas supportée par le patient. Cette rougeur et cette sensibilité étaient dues aux tentatives répétées d'un taxis infructueux pratiqué depuis la veille sur le malade.

En présence de cette sensibilité exagérée, il fit au malade et au niveau de la hernie une injection hypodermique de 12 milligrammes de chlorhydrate de morphine, espérant calmer la douleur. Après une demi-heure d'attente, la sensibilité n'ayant pas diminué, il proposa une nouvelle injection de morphine, ce à quoi la famille s'opposa formellement, ne voulant pas, disait-elle, que le malade fût empoisonné. Le Dr Delineau eut alors l'idée d'employer le chloroforme; quelques inhalations seulement de chloroforme suffirent pour endormir le malade, ce qui permit au docteur de réduire la hernie par le taxis avec la plus grande facilité.

Observation II. — Un chien de taille moyenne, pesant 10 kilos et à jeun, reçoit à neuf heures vingt une injection de 1 centigramme de chlorhydrate de morphine. Cinq minutes après l'administration de la morphine, premier symptôme de morphinisme: hoquet de courte durée; l'animal est comme hébété; il titube et cherche à se coucher pour dormir. On l'appelle, il répond par un frétillement de la queue, cherche à se relever, mais retombe aussitôt. Pendant une heure l'intelligence de l'animal reste intacte, ainsi que l'ouïe, l'odorat et le goût.

A dix heures vingt, l'animal est un peu plus éveillé et commence à marcher. Quelques gouttes de chloroforme, versées sur une compresse, sont placées sur le nez du chien, fixé sur la gouttière.

Une minute après, la chloroformisation était complète, après une période d'agitation de quelques secondes.

Pendant une demi-heure l'animal resta complètement insensible à tous les traumatismes, piqûres, brûlures, etc.

La sensibilité commençant à se réveiller, nous attendîmes encore quelques instants. La même quantité de chloroforme fut alors administrée; moins d'une minute a suffi pour ramener l'anesthésie la plus complète avec résolution musculaire. Pendant cette période, la température fut prise par un thermomètre placé dans le rectum. Nous constatâmes une température de 37,1; avant l'expérience, le thermomètre marquait 37°5. La chloroformisation, poussée plus loin, fit tomber la température à 36,1. La chloroformisation fut suspendue à cause de l'irrégularité de la respiration ou apnée syncopale de Richardson. Dix minutes après, la température remontait à 37°. Deux heures après, tous les phénomènes de narcotisme avaient disparu et l'animal paraissait très-gai, contrairement à ce qui arrive lorsqu'on emploie le chloroforme seul.

Observation III. — Un autre animal de forte taille, pesant 13 kilos 500, reçoit, à deux heures vingt, une injection de 2 centigrammes de chlorhydrate de morphine. Cinq minutes après l'animal devient triste, a le hoquet et cherche à se coucher. Ses sens sont intacts; il veut se lever, titube et retombe sur le flanc. Trente-cinq minutes après l'injection de morphine, quelques gouttes de chloroforme lui sont administrées en inhalation; période d'agitation d'environ une minute et demie, prolongée sans doute par la chute de quelques gouttes de chloroforme dans la gueule. Cependant une anesthésie profonde survient rapidement; elle disparaît beaucoup plus vite que chez l'autre chien, mais elle se reproduit avec la même facilité.

L'animal est complètement insensible; la température, prise par un thermomètre placé dans le rectum, indique une température minimum de 36,3; elle était, au début de l'expérience, de 37,3 L'animal fut maintenu en état d'anesthésie plus ou moins complète, pendant près de trois heures, avec une inhalation de chloroforme de quelques gouttes seulement toutes les demi-heures.

Trente-cinq minutes après la dernière inhalation de chloroforme, l'anesthésie avait disparu et l'animal marchait assez facilement, quoique titubant un peu.

Observation IV. — Un chien, pesant 15 kilos, est soumis à une injection de chlorhydrate de morphine à huit heures trente; la dose de morphine a été de 1 centigramme 1/2. Cinq minutes à peine après l'injection surviennent du hoquet, quelques vomissements; l'animal titube un peu, tremble sur ses pattes et finit par se coucher dans un coin. Les pupilles de l'animal ne sont pas dilatées, elles sont égales; la sensibilité est à peine émoussée, et si on le pique ou si on lui marche sur la patte le chien manifeste la douleur par un petit grognement; le goût, l'ouïe et l'odorat sont intacts.

La température rectale, prise avant l'injection, était de 38°; elle s'est abaissée progressivement, s'est arrêtée à 36,8 et, à mesure que l'on cessait les inhalations de chloroforme, la température remontait vers le degré primitif.

A neuf heures, l'animal était un peu éveillé, il essaie même de se relever quand on l'appelle. Cinq minutes plus tard, on verse sur une compresse quelques gouttes de chloroforme; une minute et demie suffisent pour obtenir l'anesthésie et la résolution musculaire complète. La période d'excitation ne s'est manifestée que par quelques contractures qui n'ont pas persisté plus de deux minutes. L'animal resta ainsi anesthésié pendant trente-cinq minutes et, à ce moment, la sensibilité revenant, nous avons reproduit une nouvelle anesthésie en versant quelques gouttes seulement de chloroforme sur une compresse et en le lui faisant respirer.

Quarante minutes après cette inhalation de chloroforme, le chien avait recouvré sa sensibilité et, trois heures plus tard, l'animal ne se ressentait nullement du narcotisme à l'influence duquel il avait été soumis.

Observation V. — Un chien de taille moyenne est chloroformisé selon les procédés ordinaires; dès les premières inhalations de chloroforme, agitation violente, l'animal se débat, résiste et cherche à mordre. La chloroformisation presque complète demande un quart d'heure. La quantité de chloroforme employée pour arriver à ce résultat est assez considérable. Cependant l'anesthésie est tout à fait incomplète et l'animal est légèrement contracturé. A ce moment, on lui injecte sous la peau de la cuisse une solution de 2 centigrammes de chlorhydrate de morphine.

Trois minutes après l'injection, l'animal est complètement anesthésié et la résolution musculaire complète. L'animal reste dans cet état pendant trente-neuf minutes sans nouvelle dose de chloroforme et de morphine. L'animal commençant à se réveiller et la sensibilité à revenir, on verse sur une compresse quelques gouttes de chloroforme; l'anesthésie se reproduit alors avec la même facilité et la même durée que dans le cas d'administration de la morphine avant le chloroforme.

Observation VI. — Un chien de petite taille, déjà soumis à l'influence de la morphine dans plusieurs expériences précédentes, est, quarante-huit heures après la dernière injection de morphine (2 centigrammes), soumis aux inhalations de chloroforme. L'animal s'agite aussitôt les premières inspirations; à cette agitation succède une période de calme complet pendant deux minutes et demie; l'animal semble mort; les battements du cœur sont beaucoup plus irréguliers qu'à l'état normal. Une trachéotomie est pratiquée séance tenante, pour faire, au besoin, la respiration artificielle. La trachée à peine ouverte, l'animal s'agite violemment, la respiration devient très-fréquente et très-irrégulière. La sensibilité est presque complètement conservée.

Nouvelles inhalations; une canule fermée par en haut est placée dans la trachée. Près l'ouverture de cette canule on approche une éponge imbibée de chloroforme; agitation de l'animal; état presque syncopal, auquel on remédie avec succès en suspendant un instant l'animal par les pattes de derrière.

En présence de la susceptibilité au chloroforme de cet animal qui, selon toute probabilité, n'était plus sous l'influence de la morphine injectée quelques jours auparavant, vu que les urines ne contenaient plus trace de l'alcaloïde éliminé, nous voulûmes voir si la morphine ferait disparaître cette intolérance pour les vapeurs de chloroforme; 3 centigrammes de chlorhydrate de morphine furent injectées sous la peau de la cuisse droite, pendant qu'on administrait de nouveau le chloroforme. L'absorption de la morphine fut si rapide que l'anesthésie complète fut cette fois obtenue sans période d'agitation et sans réapparition de cet état syncopal qui s'était montré deux fois.

L'animal, sans nouvelles inhalations de chloroforme, resta dans l'insensibilité la plus complète pendant 27 minutes. La température a présenté, pendant toute la durée de l'expérience, des variations ne dépassant jamais 1°.

Nous avons fait un plus grand nombre d'expériences; mais, ayant observé constamment les mêmes phénomènes, nous croyons inutile d'en citer un plus grand nombre.

Que notre ami le Dr Descoust veuille bien agréer ici nos sincères remercîments pour les bons conseils qu'il nous a toujours donnés, et pour le concours assidu qu'il nous a prêté dans toutes nos expériences.

TROISIÈME PARTIE

Avant de terminer notre travail, nous sommes véritablement heureux de pouvoir citer la thèse d'agrégation si remarquable du Dr Adolphe Pinard, qui apporte un contingent de vingt-six observations d'anesthésie mixte, mises à sa disposition par le Dr Guibert, de Saint-Brieuc, praticien habile de cette méthode d'anesthésie en obstétrique.

Nous ne croyons rien avoir à ajouter à l'appréciation si compétente du Dr Pinard sur ce mode d'anesthésie appliquée à la pratique des accouchements; les nombreuses observations qu'il rapporte dans sa thèse sont une preuve suffisante des avantages de la méthode qui fait l'objet de notre travail.

En examinant avec soin les diverses phases physiologiques par lesquelles passent les animaux et les hommes soumis à ce mode d'anesthésie, nous avons remarqué que ses principaux avantages consistaient :

1° Dans la suppression presque complète de la période d'excitation, qui suit toujours les premières inhalations du chloroforme employé seul.

2° Dans l'antagonisme qui existe entre les effets de la morphine et du chloroforme sur la circulation cérébrale.

3° Dans la petite quantité de chloroforme nécessaire pour amener rapidement une anesthésie profonde, suivie d'une résolution musculaire complète, sans grand danger pour la vie.

4° Dans la facilité avec laquelle s'obtient et s'entretient pendant des heures cet état anesthésique.

5° Dans la rapidité relative avec laquelle cet état disparaît quand on cesse les inhalations de chloroforme.

6° Dans le repos physique et intellectuel où semblent se trouver les individus ainsi anesthésiés, comparé à celui où ils se trouvent après l'emploi du chloroforme seul.

Nous croyons donc pouvoir, d'après ce qui précède, et pour retirer de la méthode d'anesthésie mixte tout le bénéfice qu'elle peut donner, conclure :

1° Que les doses de morphine ne doivent pas être inférieures à 0,02 centigr. et administrées moins de 25 minutes avant la chloroformisation.

2° Que si une opération est décidée et doit être pratiquée sur-le-champ, on peut, sans inconvénient, augmenter la dose de morphine et rapprocher les inhalations de chloroforme.

3° Que l'association de la morphine et du chloroforme est utile dans les opérations de longue haleine (ovariotomie, hernie étranglée, etc.), et dans tous les cas où la résolution musculaire complète est nécessaire (luxations anciennes et récentes).

4° Que l'association de la morphine et du chloroforme rend de véritables services en obstétrique.

5° Que cette méthode d'anesthésie, vu la rapidité et l'intensité de son action, semble contre-indiquée dans les opérations où l'opéré doit aider le chirurgien (opérations de la face, bouche).

6° Qu'elle n'a encore donné lieu à aucun accident.

7° Qu'elle mérite par conséquent d'entrer dans la pratique journalière de la chirurgie, de la médecine et de l'obstétrique.

INDEX BIBLIOGRAPHIQUE.

CAPS. HOFFMANN. — Lib. II, cap. 29, Francof. 1627, in-folio, p. 77.

FLEMING. — Britisch and Foreign medico-chirurg. Review, t. XXX, p. 259.

MAÎSTRE JEAN CANAPPE. — Le guidon en françois. Lyon, 1538. p. 258.

BODIN. — Démonomanie des sorciers, 1598, p. 247.

SASSARD. -- Dissertation sur les moyens de calmer la douleur. Journal de physique, 1781.

COURTY. — Th. de concours. Montpellier, 1849, p. 17.

DAURIOL. — Journal de méd. et de chir. de Toulouse, 1847.

ALBERT LE GRAND. — Liber de mirabilibus mundi. Edit. in-12, 1555.

STANISLAS JULIEN. — Comptes-rendus de l'Ac. des sciences, t. XXVIII, p. 198.

MOORE. — A method of preventing or diminishino Pain in Several operations of surgery. London, 1784.

FLOURENS. — Comptes-rendus de l'Acad. des sciences, 1848, t. XXIV, p. 342.

SIMPSON. — Surgical experiences of chloroforme. Edinburg, 1848; traduit dans le Bulletin général de thérapeutique, t. XXXVI, p. 48, 1849.

CL. BERNARD. — Leçons sur les anesthésiques, 1864.

NUSSBAUM. — Prolongation de l'anesthésie chloroformique pendant plusieurs heures. Aerzte et Gaz. méd. de Strasbourg, 1864.

RABOT. — Rapport à la Société de méd. de Versailles. Bull. de thér., 1864, t. LXVI, p. 233.

LABBÉ et GOUJON. — Comptes-rendus de l'Acad. des sciences, 26 février 1872.

GUIBERT (de Saint-Brieuc). — Comptes-rendus de l'Acad. des sciences, 18 mars 1872.

DEMARQUAY. — Conférences sur l'association de la morphine et du chloroforme et sur un mode d'administration de cet agent (Gaz. des hôpitaux, 1872, p. 809, 817 et suiv.).

— Archiv. de méd., 1848, 4e série, t. XVI.

PONCET. — Lettre adressée à la Gaz. hebdomadaire de méd. et de chir., 1872, p. 185.

A. PINARD. — Th. d'agrégation. Paris, 1878.

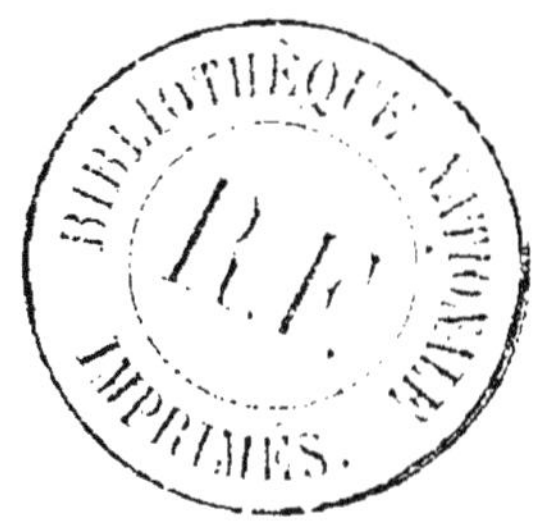

Paris. A. PARENT, imprimeur de la Faculté de Médecine, rue M.-le-Prince, 31

www.ingramcontent.com/pod-product-compliance
Ingram Content Group UK Ltd.
Pitfield, Milton Keynes, MK11 3LW, UK
UKHW020220200726
13856UKWH00004B/1505

9 782011 908339